BEI GRIN MACHT SICH IHR WISSEN BEZAHLT

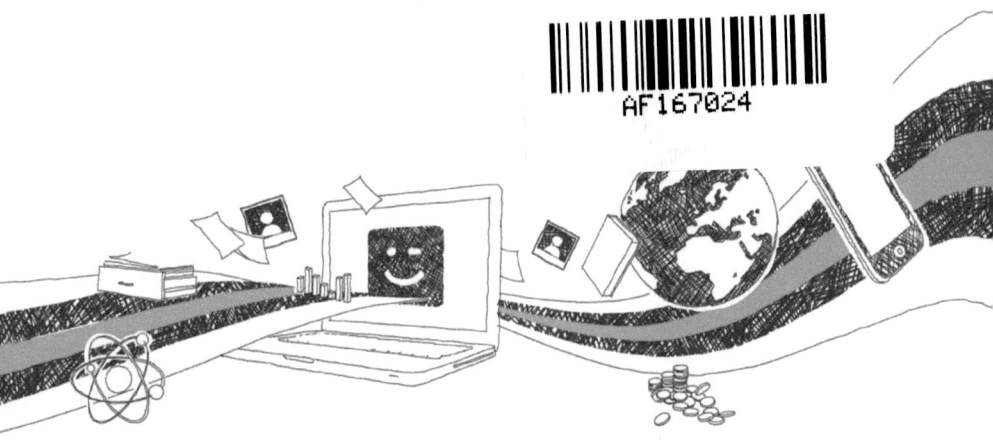

AF167024

- Wir veröffentlichen Ihre Hausarbeit,
  Bachelor- und Masterarbeit

- Ihr eigenes eBook und Buch -
  weltweit in allen wichtigen Shops

- Verdienen Sie an jedem Verkauf

Jetzt bei www.GRIN.com hochladen und kostenlos publizieren

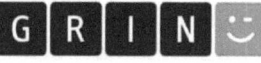

Bibliografische Information der Deutschen Nationalbibliothek:

Die Deutsche Bibliothek verzeichnet diese Publikation in der Deutschen National-
bibliografie; detaillierte bibliografische Daten sind im Internet über http://dnb.d-
nb.de/ abrufbar.

Dieses Werk sowie alle darin enthaltenen einzelnen Beiträge und Abbildungen
sind urheberrechtlich geschützt. Jede Verwertung, die nicht ausdrücklich vom
Urheberrechtsschutz zugelassen ist, bedarf der vorherigen Zustimmung des Verla-
ges. Das gilt insbesondere für Vervielfältigungen, Bearbeitungen, Übersetzungen,
Mikroverfilmungen, Auswertungen durch Datenbanken und für die Einspeicherung
und Verarbeitung in elektronische Systeme. Alle Rechte, auch die des auszugsweisen
Nachdrucks, der fotomechanischen Wiedergabe (einschließlich Mikrokopie) sowie
der Auswertung durch Datenbanken oder ähnliche Einrichtungen, vorbehalten.

Impressum:

Copyright © 2018 GRIN Verlag
Druck und Bindung: Books on Demand GmbH, Norderstedt Germany
ISBN: 9783346124890

Dieses Buch bei GRIN:

https://www.grin.com/document/535301

Jonas Kopp

Psychologie des Gesundheitsverhaltens

GRIN Verlag

GRIN - Your knowledge has value

Der GRIN Verlag publiziert seit 1998 wissenschaftliche Arbeiten von Studenten, Hochschullehrern und anderen Akademikern als eBook und gedrucktes Buch. Die Verlagswebsite www.grin.com ist die ideale Plattform zur Veröffentlichung von Hausarbeiten, Abschlussarbeiten, wissenschaftlichen Aufsätzen, Dissertationen und Fachbüchern.

Besuchen Sie uns im Internet:

http://www.grin.com/

http://www.facebook.com/grincom

http://www.twitter.com/grin_com

Deutsche Hochschule für
Prävention und Gesundheitsmanagement
Hermann Neuberger Sportschule 3
66123 Saarbrücken

Einsendeaufgabe

Fachmodul:	Psychologie des Gesundheitsverhaltens
Studiengang:	Gesundheitsmanagement
Datum Präsenzphase:	03.04.- 05.04.2018
Name, Vorname:	Kopp, Jonas
Studienort:	Leipzig
Semester:	WS/2017

Inhaltsverzeichnis

1   SELBSTWIRKSAMKEITSERWARTUNG 3

1.1   Definition 3

1.2   Messung zur sportlichen Aktivität 3

1.3   Kritischer Vergleich zweier Studien 5

2   LITERATURRECHERCHE KÖRPERLICHE AKTIVITÄT 6

2.1   Definition Körperliche Aktivität 6

2.2   Theoretische Grundlagen 7

2.3   Entstehung 7

2.4   Überblick über aktuelle Daten und Zahlen 8

2.5   Konsequenzen für eine gesundheitsorientierte Beratung 9

3   BERATUNGSGESPRÄCH 10

3.1   Veränderung körperlichen Inaktivität 10

3.2   Gesundheitspsychologische Beratung 11

3.3   Gespräch 12

4   LITERATURVERZEICHNIS 15

5   ABBILDUNGSVERZEICHNIS 17

1 Selbstwirksamkeitserwartung

1.1 Definition

Nach Bandura (1977) ist die Selbstwirksamkeitserwartung oder auch Kompetenzerwartung eine eigene Fähigkeit, die man brauch um bestimmte Handlungen zu organisieren und auszuführen um Ziele zu erreichen. Die Kompetenzerwartung nach Bong & Skaalvik (2003) ist so definiert, dass es eine wahrgenommen Kompetenz ist. Diese bezieht sich auf kognitive und handlungsbezogene Fertigkeiten, die wichtig für eine Handlung sind.

1.2 Messung zur sportlichen Aktivität

In dem folgenden Diagramm sind Ergebnisse eines Versuches zur Selbstwirksamkeit dargestellt.

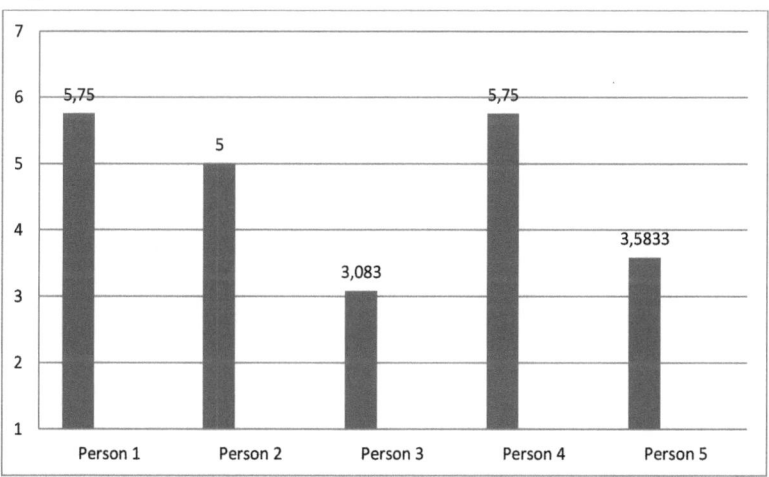

Tab1:Versuch zur Selbstwirksamkeit in Bezug auf sportliche Aktivität

Als erstes wurden Personen im Alter von 18-30 Jahren befragt. Der Versuch lehnt sich an die SSA-Skala-Selbstwirksamkcit zu sportliche Aktivitäten an. Diese wurde von Fuchs & Schwarzer (1994; S.146) modifiziert. Das Testresultat lautet, dass Person 1 und Person 4 dieselben Testergebnisse besitzen und dem zufolge eine hohe Selbstwirksamkeit besitzen. Das bedeutet, je höher die Ergebnisse sind desto höher ist die Selbstwirksamkeit auf den Aspekt zur sportlichen Aktivität. Person 3 besitzt das niedrigste

Testergebnis und somit auch die kleinste Selbstwirksamkeit, bezogen auf sportliche Aktivitäten. Person 2 und 5 besitzen eine normale Selbstwirksamkeit, beide liegen etwa bei der Hälfte, der zu erreichenden Punktzahl, d.h. sie besitzen eine relative Konsequenz zur sportlichen Aktivitäten. Planen diese Personen Sport zu machen, es kommt jedoch eine andere Aktivität dazwischen, wird der Plan des Sport treiben schnell verworfen.

1.3 Kritischer Vergleich zweier Studien

	Dohnke, B., Müller-Fahrnow, B. (2006). Der Einfluss von Ergebnis- und Selbstwirksamkeitserwartung auf die Ergebnisse einer Rehabilitation nach Hüftgelenksersatz. Zeitschrift für Gesundheitspsychologie , 14 (1), S.11-20	Schneider, J. & & Rief, W. (2007), Selbstwirksamkeitserwartung und Therapieerfolge bei Patienten mit anhaltender somatoformer Schmerzstörung (ICD-10:F45.5). Zeitschrift für Klinische Psychologie und Psychotherapie, 36 (1), S.46-56
Fragestellung	Ist das Ergebnis nach der Rehabilitation eines Hüftgelenkersatzes höher, wenn man die Patienten mit Ergebniserwartungen und Selbstwirksamkeitserwartungen motiviert?	Tragen Schmerzbewältigung und Beeinträchtigung zu einer Erhöhung der Selbstwirksamkeitserwartung bei einer Therapie bei?
Stichprobe	Beobachtungsstudie an 1065 Patienten mit erneuerten Hüftgelenk vor Beginn der Reha	Feldstudie mit 316 Patienten mit Somatoformer Schmerzstörung
Materialien/Test	Querschnittsanalysen des körperlichen Gesundheitszustandes, emotionalen Wohlbefindens und behandlungsbezogene Erfahrung	Untersuchungen nach abgeschlossener Rehabilitation
Untersuchungsdesign	Bewertung der Selbstwirksamkeit nach der Reha	Bewertung der Selbstwirksamkeit nach Schmerzbewältigungsstrategien
Hauptergebnisse	Patienten hatten bessere Reha-Ergebnisse je positiver ihre Ergebniserwartung waren	Patienten ändern Selbstwirksamkeitserwartung durch erlebte Beeinträchtigung (schmerzbedingte, allgemein-psychische) und Schmerzbewältigungstherapien

Beide Studien ergeben einen eindeutigen Beweis, dass durch Rehabilitation die Selbstwirksamkeit erhöht werden kann. Das Untersuchungsdesign der ersten Studie ist höher angesetzt und somit ersichtlicher. Mehrere Patienten wurden in die Beobachtungsstudie einbezogen, dabei wurde inaktiv in die Rehabilitation eingegriffen. Bei der Studie von Schneider & Rief bezog man weniger Personen in die Feldstudie ein, hierbei gab es einen aktiven Eingriff in die Rehabilitation. Durch das eindeutige Beschreiben der Ziele, vor Beginn der Reha, ist definitiv zu sagen, dass das Wohlbefinden und der Geisteszustand der Patienten sich stark verbesserten. Dies ist vor allem in der Studie von Dohnke gut erkennbar. In der zweiten Studie wird eine andere Form der Reha und Methodik betrachtet und durchgeführt. Hier wird durch das Besprechen der erlebten schmerzbedingten und allgemeinpsychischen Beeinträchtigungen die Selbstwirksamkeitserwartung erhöht und die allgemeine Psyche ebenfalls dadurch gestärkt. Beide Studien verfolgen dieselben Ziele, mit unterschiedlicher Methodik. Die Selbstwirksamkeitserwartung der Patienten konnte erhöht werden, obwohl zwei verschieden Bereiche der Rehabilitationen zugrunde liegen und die Stichprobe, sowie das Untersuchungsdesign verschieden sind.

2 Literaturrecherche Körperliche Aktivität

2.1 Definition Körperliche Aktivität

Körperliche Aktivität wird in der Regel als „jegliche Körperbewegung bezeichnet, die mit einer Muskelkontraktion verbunden ist und bei der der Energieverbrauch höher als im Ruhezustand ist". Diese breit gefasste Definition bezieht sich auf zahlreiche Formen körperlicher Aktivitäten, sei es körperliche Betätigung in der Freizeit (einschließlich der meisten Sportarten und Tanzen), berufliche körperliche Aktivität, Bewegung im häuslichen Umfeld oder im Bereich des Verkehrs. (EU-Arbeitsgruppe „Sport & Gesundheit" 2008).

In Englisch sprechenden Ländern wird die körperliche Aktivität auch als "physical activity" bezeichnet. Die Definition des Begriffs lautet: „Physical activity comprisies anybody movement produced by the skeletal muscles that results in a substantial increas over the resting energy expenditure." (Bouchard & Shephard,1994).

Laut Nasser werden drei Dimensionen herangezogen um die körperliche Aktivität zu beschreiben: Dauer (in Minuten und Sekunden), Frequenz (Häufigkeit pro Woche) und Intensität (Energieverbrauch in Kalorien pro Minute) (Nasser, 2001, S.19-20).

In der epidemiologischen Forschung wird der Begriff körperliche Aktivität viel disku-
tiert. Insbesondere im Rahmen von Gesundheitsförderungskonzepten ist dieser Begriff
in der Literatur immer wieder auffindbar, obwohl sich dieser oft auf den spezifischen
Bereich der sportlichen Aktivität bezieht (vgl. Pahmeier, 1994; Schwarzer, 1992; zitiert
nach Nasser, 2001, S. 18).

2.2 Theoretische Grundlagen

Zur körperlichen Aktivität zählen viele Aspekte die man als Grundlagen ansehen
kann. Diese reichen von allgemeinen motorischen Aspekten bis hin zu Neuromus-
kulären Funktionen und biochemischen Reaktionen. Man fand durch Fahrradgeo-
meteruntersuchungen heraus, dass die Gehirndurchblutung sowie der Gehirn-
stoffwechsel angeregt werden und dadurch verschiedene Stoffwechselvorgänge
positiv beeinflusst werden können (Herholz, Buskies, Rist, Pawlik, Hollman,
Heiss, 1987).

Bewegung bzw. körperliche Aktivität ist ein Wesensmerkmal des Menschen, unver-
zichtbar für die gesamte Entwicklung in allen Altersstufen. Der Mensch entwickelt sich
lebenslang in der aktiven Auseinandersetzung mit seinen individuellen situativen Um-
weltgegebenheiten über Wahrnehmung und Bewegung (Baumann, 1996b; zitiert nach
Nasser, 2011, S.18).

2.3 Entstehung

Körperliche Aktivität und Bewegung spielen schon seit Jahrtausenden in allen wichtigen Kulturen im Rahmen von Wiederherstellung, Erhaltung und Förderung der Gesundheit eine herausragende Rolle (Bös & Brehm, 1998; Zitiert nach Nasser, 2001,
S.11).

Sport und Gesundheit ist eine Verknüpfung, die bereits das klassische Altertum
kennt. Aristoteles (384 bis 322 v. Chr.) würdigte die „Gymnastik" als allgemein
körperlich wohltuend, und der römische Satiriker Juvenal (etwa 50 bis 140 n.
Chr.) fand es wünschenswert, dass ein gesunder Geist in einem gesunden Körper
sei. Vor 200 Jahren galt in Deutschland den Philanthropen körperliche Ertüchti-
gung, Abhärtung, Körperpflege und gesunde Ernährung als voraussetzendes
Verhalten für daseinsbezogene Glückseligkeit (Schlicht, 1995; zitiert nach
Nasser, 2011, S.12).

„Bis zum Ende des 19. Jahrhunderts kam der wissenschaftlichen Bearbeitung dieses Problems jedoch fast keine Bedeutung zu. Das Interesse an den gesundheitlichen Auswirkungen von körperlicher Aktivität ist in den letzten Jahrzehnten gestiegen."(Nasser,2001,S.12).

2.4 Überblick über aktuelle Daten und Zahlen

„Eine Ausweitung der gesundheitlichen Ungleichheit lässt sich außerdem am Gesundheitsverhalten beziehungsweise verhaltensbezogenen Risikofaktoren festmachen. Besonders deutlich zeigt sich dies in Bezug auf die sportliche Aktivität, da der Anteil der Frauen und Männer, die überhaupt keinen Sport treiben, in der mittleren und hohen Bildungsgruppe deutlich zurückgegangen ist, während er in der niedrigen Bildungsgruppe weitgehend unverändert blieb" (Lampert, Kroll, Kuntz, Hoebel, 2018).

Laut der Ergebnisse der KiGGS-Studie betreiben 77,5% der befragten Kinder und Jugendlichen im Alter von 11-17 Jahren Sport, 59,7% davon in einem Sportverein. Nach WHO-Empfehlung sollen Kinder und Jugendliche 60 Minuten am Tag körperlich aktiv sein, 27,5% erreichten diese Empfehlung (Manz, Schlack, Poethko-Müller, Mensink, Finger, Lampert, 2014,S.842).

Diese Studie des Robert-Koch-Institutes veranschaulicht aktuelle Daten über die körperliche Aktivität hinsichtlich Ausdauertraining bzw. Ausdaueraktivtäten.

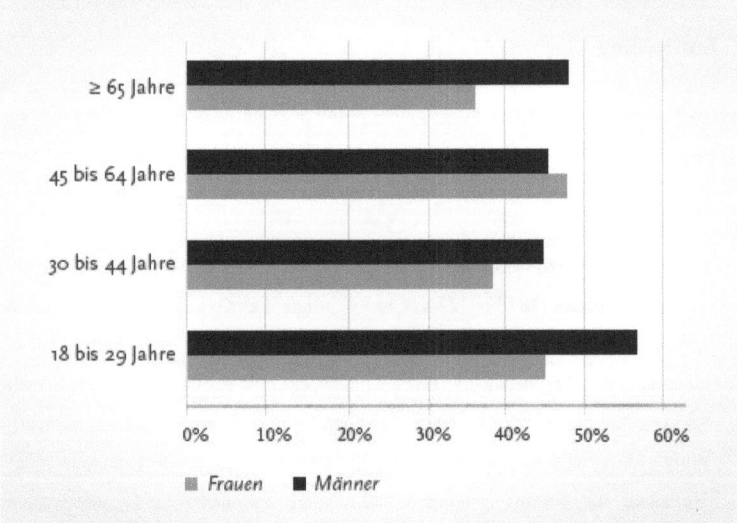

Abb1: Männer und Frauen, die in ihrer Freizeit mindestens 2,5 Std. pro Woche Ausdaueraktivität ausüben Anteile an der gleichaltrigen Bevölkerung (Robert-Koch-Institut, 2014/2015)

Ergebnis der Studie des Robert-Koch-Institutes ist, dass 42,6% der Frauen und 48% der Männer angegeben haben, mindestens 2,5 Stunden in der Woche eine Ausdaueraktivität auszuüben, somit erreichen diese die WHO Empfehlung (Robert-Koch-Institut, 2014/2015).

2.5 Konsequenzen für eine gesundheitsorientierte Beratung

„Ein körperlich aktiver Lebensstil kann auf der einen Seite dazu beitragen, das Risiko für kardiovaskuläre Erkrankungen, Übergewicht und Beschwerden am Muskel- und Skelettapparat zu reduzieren und damit die Wahrscheinlichkeit einer vorzeitigen Mortalität verringern (Blair, Kohl, Paffenbarger, et al, 1989,S.2395-2401). Auf der anderen Seite stärkt regelmäßige körperliche Aktivität das psychische Wohlbefinden, den Ausbau personaler Ressourcen sowie sozialer Kontakte und unterstützt die Aufrechterhaltung oder die Verbesserung des allgemeinen Fitnesszustandes. Ein guter Fitnesszustand erhöht in jedem Alter die Lebensqualität und stellt eine Grundlage für die Mobilität und Selbstständigkeit im Alltag älterer Personen dar." (Krug, Jordan, Mensink, et al, 2013, S.765)

„In Deutschland gibt es eine Vielzahl an Strategien zur Förderung der körperlichen Aktivität, die auf verschiedenen Interventionsebenen ansetzen und sich häufig an Kinder und Jugendliche, zunehmend aber auch an Personen über 60 Jahre und an Fachkräfte und Multiplikatoren richten. Verhaltenspräventive Maßnahmen zur Förderung der körperlichen Aktivität mit einem Fokus auf Information, Motivation, Aktivierung, Übung oder Beratung dominieren die Präventionslandschaft. Maßnahmen, die die Rahmenbedingungen einbeziehen, spielen eine untergeordnete Rolle. Einen großen Handlungs- und Forschungsbedarf gibt es beim Qualitätsmanagement und der Evaluation der primärpräventiven Maßnahmen. Hier sind Verbesserungen erforderlich, damit die knappen Ressourcen für die Prävention vor allem in nachweislich wirksame Interventionen fließen. Insgesamt sollten bei Maßnahmen zur Förderung der körperlichen Aktivität in Deutschland vermehrt als wirksam erwiesene Interventionsmerkmale berücksichtigt werden, das heißt, es bedarf hier präventiver Mehrkomponenten-Interventionen, die am Verhalten und zugleich an den Verhältnissen ansetzen. Darüber hinaussollten bei der Konzeption zielgruppenspezifischer Ansätze verstärkt gesundheitspsychologische Erkenntnisse über den Einfluss von Selbstwirksamkeit, Konsequenzerwartung, subjektiven Normen und Risikowahrnehmung (Stark, Fuchs, 2011, S.27-30) sowie sozioökonomische und -demografische Merkmale und Motivlagen von körperlich wenig Aktiven (Rütten, Abu-Omar, Meierjürgen, Lutz, Adlewarth, 2009, S.245-250) berücksichtigt werden." (Jordan, Weiß, Krug, Mensink, 2012, S.80)

3 Beratungsgespräch

3.1 Veränderung körperlichen Inaktivität

Zum Beschreiben und Lösen der Aufgabe wird das Health-Belief-Modell angewendet. Hierbei befindet sich Frau Wagner in der sogenannten Phase der wahrgenommenen Gesundheitsbedrohung. Das heißt, sie erkennt den Ernst ihrer Lage und die Gefährdung ihrer Gesundheit bei einem gleichbleibenden Tagesablauf. Auf Grund ihrer Müdigkeit und Abgeschlagenheit ist ihr Beruf gefährdet und es besteht weiterhin eine Verschlechterung ihrer Gesundheitslage. In Frau Wagners Leben muss es einen Handlungsauslöser gegeben haben, der sie zu dieser Entscheidung bewogen hat, wie beispielsweise eine Diagnose des Haus- oder Facharzte und ihr dabei die langfristigen Folgen aufgezeigt wurden.

Das Ziel ist Frau Wagners inaktive Lebensweise durch eine aktive Lebensweise zu ersetzten. Speziell möchte sie ihren Bluthochdruck regulieren zu einem pathologischen Blutdruck entsprechend ihres Alters, sowie die Müdigkeit und die Abgeschlagenheit ablegen. Mit Hilfe des Werkzeuges „SMART" kann man hier den Rubikon überschreiten. Frau Wagner hat ihr Ziel definiert und muss für sich die passende, individuelle Umsetzung der Zielerreichung hinterfragen. Dies kann man mit Hilfe eines Handlungsplanes erreichen. Als erstes definieren wir das Ziel, Umwandlung ihrer inaktiven Lebensweise in eine aktive. Des Weiteren möchte sie ihren Bluthochdruck regulieren, sowie ihre Abgeschlagenheit und ihre dauerhafte Müdigkeit ablegen. Diese Änderung muss unverzüglich beginnen und jeden Tag eingehalten werden. Dadurch, dass sie sich ungern körperlich sportlich betätigt, muss sie auf eine ausgewogene Ernährung achten und diese in ihren Alltag einbauen, sodass ihr Körper alle benötigten Nährstoffe erhält. Dies könnte sie bei den häufigen Geschäftsessen umsetzen und auf die Zusammenstellung ihrer Speisen achten, sie könnte sich beispielsweise in der Mittagspause etwas Gesundes wie z.B. Obst und Gemüse aus dem Supermarkt holen. Dadurch würde sie sich Bewegen und hätte die freie Auswahl an gesunden Essen. Sie könnte ihr Auto möglicherweise weiter weg vom Bürogebäude parken, um ihrer alltägliche Bewegungszeit zu erhöhen, somit wird außerdem ihr Kreislauf und Stoffwechsel angeregt. Sie könnte in

Betracht ziehen den Arbeitsweg zu Fuß oder mit dem Fahrrad zurück zu legen, je nach Entfernung zwischen zu Hause und Arbeit. Bei langen Autofahrten mehrere Pausen einlegen, um ein paar Schritte zu laufen oder z.b. weiter weg von der Toilette parken, um dadurch mehr Bewegung in ihren Alltag einzubauen. Ein weiterer Aspekt ist der Stress in ihrem Berufsalltag und die hohe Anzahl an Arbeitsstunden, die ebenfalls zu Stress führen. Frau Wagner sollte diesen verringern, um einen pathologisch entsprechend des Alters angepassten Blutdruck zu erlangen. Der Nutzen muss definitiv den Kosten überlegen sein. Frau Wagner muss sich klar sein, dass der erwartete Nutzen höher ist als die Kosten, die sie hat. Wenn sie dauerhaft diese Dinge befolgt und einhält dann sollten sich ihre Beschwerden bald verabschieden.

3.2 Gesundheitspsychologische Beratung

Bei der gesundheitspsychologischen Beratung ist die Vorbereitung essentiell. Hier muss sich der Berater mental, als auch organisatorisch auf ein Gespräch einstimmen. Bei der Kundenberatung ist vor allem die Begrüßung entscheidend, da der Kunde das Unternehmen und den Berater nicht kennt. Es wird hierbei mit verbaler und nonverbaler Sprache gearbeitet. Das Unternehmen und der Berater müssen schleunigst den Kunden überzeugen um eine Beziehungsebene auf zu bauen und um die Interesse des Kunden zu verstärken. Die Rolle des Beraters ist in einem Beratungsgespräch entscheidend. Dieser muss eine Grundhaltung besitzen die man Complience nennt. Die Complience beinhaltet, dass der Coach gesundheitsfördernde Maßnahmen in den Alltag des Kunden einbaut. Des Weiteren muss der Berater Eigenaktivität zeigen und eine gesundheitliche Empfehlung dem Kunden überbringen. Es muss bei der Vorbereitung und Begrüßung eine positive Beziehungsebene aufgebaut werden um die Erwartungen und Vorstellungen des Kunden zu erfüllen. Dabei muss der Berater Grundsätze beachten. Dazu gehört eine Begrüßung mit der Namensnennung und der Aufgabe des Beraters. Dieser muss dabei auf ein gutes äußerliches Auftreten achten. Der Aufbau eines Beziehungsgespräches ist wichtig um ein gutes Verhältnis mit dem Kunden aufzubauen und dies kann durch einfache Fragen erfolgen, beispielsweise durch erfragen nach Hobbies oder Beruf. Das Ziel einer Beratung ist es bewusste und unbewusste Bedürfnisse des Kunden heraus zu finden. Außerdem muss eine positive Beziehungsebene aufgebaut werden, um damit in eine gute Ausgangslage für die Angebotspräsentation zu gehen.

3.3 Gespräch

Coach: „Schönen Guten, Morgen"

Klient: „Schönen Guten Morgen"

(Coach geht auf Klienten zu und schüttelt die Hand des Klienten)

Coach: „Haben Sie gut zu uns ins Studio gefunden?"

Klient: „Ja habe ich. War ganz einfach zu finden."

Coach: „Das freut mich! Was hat Sie heute zu uns geführt?"

Werkzeug: Offene Frage, Informationen werden genannt und Klient kann frei und in Sätzen antworten

(Coach und Klient stehen sich gegenüber und reden)

Klient: „Ich war schon einmal vor vielen Jahren hier in diesem Studio gewesen. Musste damals allerdings kündigen, weil ich wegen meines Berufes umziehen musste. Heute arbeite ich in einer kleinen Firma und habe dort ein Büro und sitze daher viel   am Schreibtisch. Des Weiteren bin ich viel für die Firma als Vertreter unterwegs   und sitze daher viel im Auto. Seit einiger Zeit habe ich Rücken schmerzen und   halte es mittlerweile keine zwei Stunden auf meinen Bürostuhl mehr aus. Des halb bin ich hier um zu fragen was man dagegen machen kann. Ich möchte mich   einfach etwas mobiler fühlen und diese Rücken schmerzen loswerden."

Coach: „Das klingt auf jeden Fall nach einen Problem. Dieses Problem können wir natürlich in unserem Studio beheben. Also Sie arbeiten viel im Büro und fahren viel Auto, allgemein Sie sitzen sehr viel und dadurch entstehen diese Rücken schmerzen."

Werkzeug: Handlungsplan erstellen

Klient: „ Ja das ist richtig."

Coach: „ Wie oft könnten Sie den in der Woche zu uns kommen um dieses Problem zu lösen?"

Klient: „Ich hätte am Montagabend und Mittwochabend definitiv Zeit. Und am Wochenende auch."

Coach: „Klingt gut. Möchten sie den lieber alleine oder in einer Gruppe bzw. mit jemanden zusammen trainieren?"

Werkzeug: Handlungsplan weiter erstellen, Überblick über Klienten machen

Klient: „Das ist mir egal. Ich würde auch alleine oder mit anderen zusammen trainieren."

Coach: „Da würde sich auf jeden Fall unsere Rückenschule am Montag und Mittwoch anbieten. Jeweils Beginn ist 18 Uhr und der Kurs geht eine Stunde. Hätten sie daran Interesse?"

Werkzeug: Alternativfrage; Klient kann dafür, also „ja" oder dagegen „nein" sein; Klient musst sich zwischen entscheiden

Klient: „Das klingt hervorragend. Da würde ich definitiv erscheinen wollen!"

Coach: „Also Sie kommen am besten dreimal in der Woche zu uns damit wir ihre Ziele auch wirklich umsetzten können. Das ist ganz wichtig!"

Werkzeug: SMART eingesetzt; BE-Ziele in Do-Ziele umwandeln

Klient: „Ja das klingt sehr gut. Das würde ich auf jeden Fall schaffen."

Coach: „Sehr gut. Ich würde Ihnen noch empfehlen an unseren Geräten, speziell die Geräte die für den Rücken optimiert wurden und den Rücken trainieren."

Klient: „Reicht den nicht der Rückenkurs alleine?"

Coach: „Wenn Sie den kompletten Rücken abgedeckt haben wollen dann würde ich es Ihnen definitiv empfehlen! An den Rückengeräten können sie dann am dritten Tag trainieren."

Klient: „Ok. Ja dann möchte ich das selbstverständlich auch machen!"

Coach: „An dem dritten Tag wo sie zu uns kommen, möchten Sie da mit einem Freund trainieren oder soll ich sie diese Zeit unterstützen?"

Klient: „Mir wäre es recht wenn Sie mich für diese Einheit immer betreuen. Da fühle ich mich auch sicherer wenn sie mir da helfen und mir Tipps geben können."

Coach: „Das lässt sich auf jeden Fall einrichten das Sie einer unserer Trainer betreut.2

Klient: „Vielen Dank dafür!"

(Klient lächelt Coach dankbar an)

Coach: „Kein Problem. Ich würde vorschlagen, dass wir einen Trainingsplan für das Rückentraining an den Geräten erstellen!"

Klient: „Wird mich der Trainingsplan etwas kosten?"

Coach: „Nein der Trainingsplan alleine kostet bei uns nichts. Wir haben Eine Aufnahmegebühr die Sie einmalig zu Beginn der Mitgliedschaft. Aber lassen Sie uns später nochmal darauf zurückkommen."

Klient: „Ja vertagen wir das Thema auf später. Was muss bzw. könnte ich noch machen um meine Rückenschmerzen so schnell wie möglich weg zu bekommen?"

Coach: „Waren Sie damals als, Sie hier im Studio waren, in unserer Sauna?"

Klient: „Ja ich war schon hier in der Sauna gewesen. Ich fand es immer sehr angenehm und es tat mir gut."

Coach: „Dann würde ich Ihnen empfehlen in die Sauna nach dem Training zu gehen, um die Muskulatur entspannen zu lassen und zu lockern. Das könnte Ihre Rückenschmerzen definitiv reduzieren!"

Werkzeug: SMART; BE-Ziel zu Do-Ziel machen durch Maßnahmen um an Ziel zu gelangen

Klient: „Ja das ist eine sehr gute Idee! Mich würde allerdings interessieren was diese ganzen Dinge kosten würden? Haben sie da gewisse Tarife oder was bieten Sie an?

Coach: „Für Kurse, Sauna und Gerätetraining würde es im Monat 45,95€ kosten."

Klient: „Wie lange wäre die Vertragslaufzeit?"

Coach: „Die Vertragslaufzeit wäre für 12 Monate. Des Weiteren würde eine Startgebühr von 50 € anfallen. Dort haben sie den vorhin genannten Trainingsplan enthalten, sowohl auch das individuelle Coaching von uns Trainern sowie diverse andere Tests und Pläne."

Klient: „Klingt erstmal nicht schlecht doch ich bin mir nicht so sicher."

Coach: „Schauen Sie mal, Ihre Vorteile wenn sie bei uns eine Mitgliedschaft abschließen sind viel größer als die Nachteile die Sie hätten. Sie würden sich dauerhaft besser fühlen. Sie könnten unbeschwert ihrer Arbeit im Büro nachgehen. Sie hätten keine Schmerzen mehr wenn Sie im Auto unterwegs sind. Durch den Sport wird Ihr Körper gestärkt. Sie werden beweglicher im Rücken und Rumpf Bereich. Nachteile wären vielleicht die Zeit die Sie aufbringen müssten und das Geld für den Beitrag."

Werkzeug: Waage; Klienten wird klar das Nutzen größer sind als Kosten

Klient: „Ja Sie haben absolut recht. Ist es denn möglich am kommenden Mittwoch ein Probetraining zu absolvieren? Da könnte ich vielleicht mal die Rückenschule testen und mir ein Bild von dem Kurs machen."

Coach: „Ja das ist selbstverständlich möglich. Ich trage Sie dann in unseren Kalender ein, dass sich jemand für sie Zeit nimmt und Ihnen alles zeigt."

Klient: „Vielen lieben Dank. Dann wünsche ich ihnen noch einen restlichen angenehmen Tag und wir sehen uns vielleicht am Mittwoch wieder!"

Coach: „Den wünsche ich Ihnen auch und wir sehen uns am Mittwoch."

(Coach gibt Klient die Hand und Klient geht)

4   Literaturverzeichnis

Bandura, A., (1977). *Self-efficacy: Toward a Unifying Theory of Behavioral Change.* Psychological Review,84,(S.191-215).

Baumann, H. (1996b): Fitneß im Alter durch Bewegung. In H. Denk(hrsg.): Alterssport: Aktuelle Forschungsergebnisse (S. 104-114). Schorndorf: Hofmann.

Blair, S., Kohl, H., Paffenbarger, R., Clark, D., Cooper, K., Gibbons, L.,(1989) The Cooper Institute. *Physical fitness and all-cause mortality. A prospective study of healthy men and women.* (S.2395-2401). blick über primärpräventive Maßnahmen zur Förderung von körperlicher Akti vität in Deutschland, 55, (S.80).

Bong, M., & Skaalvik, E.M., (2003). *Academic Self-concept and Self-efficacy: How Different Are They Really?*, Educational Psychology Review 15(1), (S.1-40).

Bös, K & Brehm, W (Hrsg.)(1998): *Gesundheitssport.* Ein Handbuch. Schorndorf: Hofmann.

Bouchard, C. (1996): Körperliche Aktivität, Fitness und Gesundheit. In the Club of Co logne (Hrsg.): *Gesundheitsförderung und körperliche Aktivität.* Wissenschaftli cher Kongreß. (S. 42-55). Köln: Sport und Buch Strauß.

EU-Arbeitsgruppe „Sport & Gesundheit" (2008) EU-Leitlinien für körperliche Aktivi tät. *EU-Leitlinien für körperliche Aktivität Empfohlene politische Maßnahmen zur Unterstützung gesundheitsfördernder körperlicher Betätigung.* Gebilligt von der EU-Arbeitsgruppe „Sport & Gesundheit" auf ihrer Sitzung vom 25. Septem ber 2008.

Herholz, K., Buskies, W., Rist, M., Pawlik, G., Hollman, W., Heiss, W.D. (1987) Re gional cerebral blood flow in man at rest and during exercise. *Journal of Neurol ogy*, 234,(S.9-13).

Jordan, S., Krug, W., Mensink, G.B.M., Müters, S., Finger, J.D., Lampert, T.,(2013) Bundesgesundheitsblatt. *Körperliche Aktivität Ergebnisse der Studie zur Ge sundheit Erwachsener in Deutschland (DEGS1)* ,56, (S.765).

Jordan, S., Weiß, M., Krug, S., Mensink, G.B.M.,(2012) Bundesgesundheitsblatt. *Über* Lampert, T., Kroll, LE., Kuntz, B., Hoebel, J.,(2018) Journal of Health Monitoring. *Ge sundheitliche Ungleichheit in Deutschland und im inter nationalen Vergleich: Zeitliche Entwicklungen und Trends,*3,(S.18).

Manz, K., Schlack, R., Poethko-Müller, C., Mensink, G., Finger, J., Lampert, T.,(2014) KiGGS Study Group. *Körperlich-sportliche Aktivität und Nutzung elektronischer Medien im Kindes- und Jugendalter,*(S.842).

Nasser, A. (2001): Dissertation: *Körperliche Aktivität, Fitness und Gesundheit im interkulturellen Vergleich* (S.11-20).

Pahmeier, I. (1994): *Sportliche Aktivität als Bewältigungshilfe bei gesundheitlichen Beeinträchtigungen.* Frankfurt: Harri Deutsch.

Robert-Koch-Institut.(2014/2015).Gesundheit *in Deutschland aktuell*(GEDA).

Rütten, A., Abu-Omar, K., Meierjürgen, R., Lutz, A., & Adlwarth, W. (2009). Prävention und Gesundheitsförderung. *Was bewegt die Nicht-Beweger? Gründe für Inaktivität und Bewegungsinteressen von Personen mit einem bewegungsarmen Lebensstil.* 4(4), (S.245-250).

Schlicht, W. (1995): *Wohlbefinden und Gesundheit durch Sport.* Schorndorf: Hofmann.

Schwarzer, R. (Hrsg.) (1996): Psychologie des Gesundheitsverhaltens. Göttingen: Hogrefe.

Stark A., Fuchs R., (2011) Verhaltensänderungsmodelle und ihre Implikationen für die Bewegungsförderung. In: Landesinstitut für Gesundheit und Arbeit NRW (LI GA) (Hrsg) *Gesundheit durch Bewegung fördern. Empfehlungen für Wissen schaft und Praxis.* LIGA, Düsseldorf, (S. 27–30).

5 Abbildungsverzeichnis

Abb. 1:   Männer und Frauen, die in ihrer Freizeit mindestens 2,5 Std.
pro Woche Ausdaueraktivität ausüben Anteile an der gleichaltrigen Bevölkerung
(Robert-Koch-Institut, *Gesundheit in Deutschland aktuell* (GEDA),
2014/2015.

BEI GRIN MACHT SICH IHR WISSEN BEZAHLT

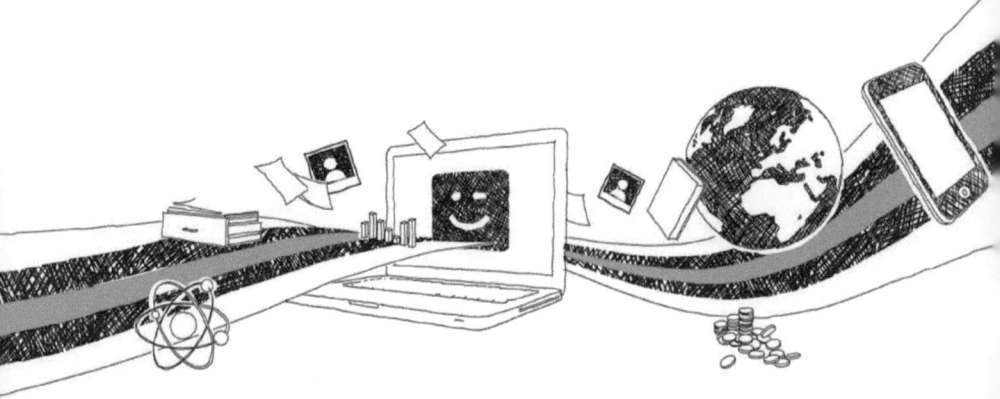

- Wir veröffentlichen Ihre Hausarbeit,
  Bachelor- und Masterarbeit

- Ihr eigenes eBook und Buch -
  weltweit in allen wichtigen Shops

- Verdienen Sie an jedem Verkauf

Jetzt bei www.GRIN.com hochladen
und kostenlos publizieren

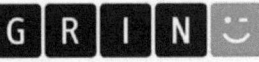